Made in the USA
Las Vegas, NV
22 November 2023

81344182R00066